Soins Médicaux, Chirurgicaux et Pharmaceutiques gratuits

assurés par l'État à tous les militaires et marins réformés
par suite de blessure reçue
ou de maladie contractée ou aggravée en service

Capitaine C. FLUTET

Soins Médicaux Chirurgicaux et Pharmaceutiques gratuits

assurés par l'État à tous les militaires et marins réformés par suite de blessure reçue ou de maladie contractée ou aggravée en service.

(Décret du 26 septembre 1919 pour l'application de l'article 64 de la loi du 31 mars 1919, suivi des Instructions des Ministères de l'Intérieur, du Travail et de la Prévoyance sociale.)

GUIDE PRATIQUE à l'usage :

1o Des Militaires et Marins réformés ;
2o Des Médecins et Pharmaciens civils ;
3o Des Municipalités ;
4o Des Sociétés de Secours mutuels, des Sociétés de Secours des Ouvriers mineurs et des Syndicats professionnels.

RECOURS DEVANT LE TRIBUNAL DES PENSIONS

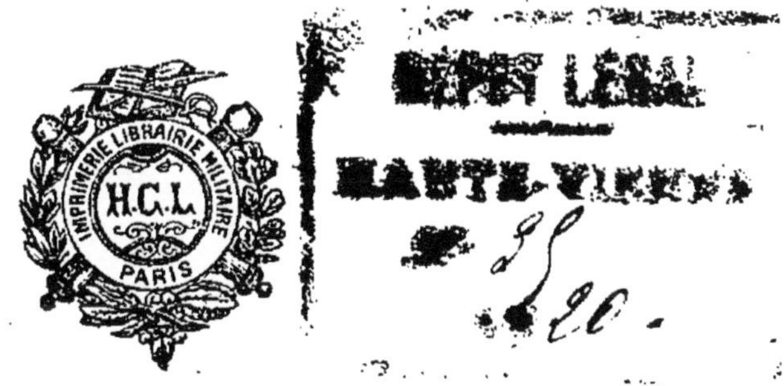

PARIS
Henri CHARLES-LAVAUZELLE
Éditeur militaire
124, Boulevard Saint-Germain, 124

Même Maison à Limoges

1920

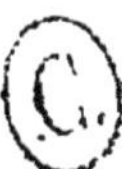

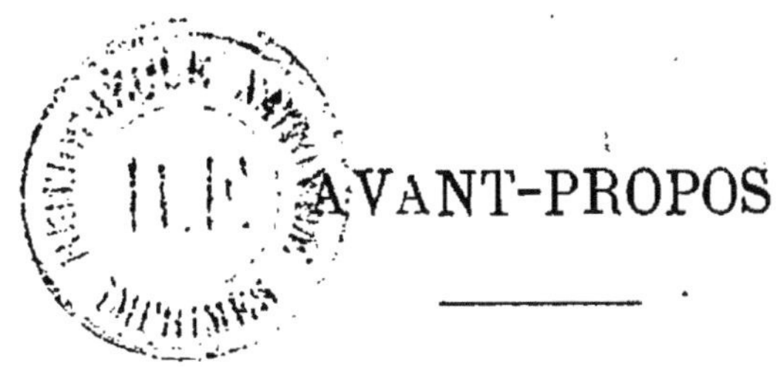

AVANT-PROPOS

L'article 64 de la loi du 31 mars 1919 sur les pensions des victimes de la grande guerre prescrit *que l'Etat doit à tous les militaires et marins bénéficiaires de ladite loi, leur vie durant*, les soins médicaux, chirurgicaux, pharmaceutiques et hospitaliers nécessités par la blessure ou la maladie contractée ou aggravée en service qui a motivé leur réforme.

Le décret du 26 septembre 1919, portant règlement d'administration publique, est venu déterminer les modalités d'application de l'article 64 de la loi précitée qui, jusqu'alors, n'avait pu jouer et être appliqué aux blessés et aux malades réformés méritant cependant, à tous égards, la reconnaissance du pays.

La mise en vigueur du décret susvisé va permettre désormais de leur donner *les soins gratuits* auxquels ils ont droit pour les accidents ou complications résultant de leurs blessures ou de leur maladie.

Le nouveau règlement d'administration publique contient toutes les indications nécessaires aux droits des bénéficiaires de la loi, ainsi que les instructions pour le fonctionnement du nouveau service chargé d'assurer aux intéressés les soins que nécessitera leur état après leur rentrée dans leurs foyers. Ce nouveau service, ainsi que nous le verrons plus loin, incombera encore en premier lieu aux municipalités, puis aux préfectures, et enfin au tribunal départemental des pensions en ce qui concerne les voies de recours.

Ledit règlement indique, en outre, dans quelles conditions les sociétés de secours mutuels, les sociétés de secours des ouvriers mineurs et les caisses de syndicats professionnels peuvent être admises à assurer ce service vis-à-vis de leurs adhérents.

Ce sont toutes ces dispositions nouvelles édictées par la loi et le décret précités, par les circulaires du Ministre de l'intérieur du 16 octobre 1919 et du Ministre du travail et de la prévoyance sociale du 18 octobre 1919, que nous donnons dans ce petit *Guide*.

Notre but est de vulgariser ces importantes dispositions légales qui touchent des situations si intéressantes, celles en somme de tous ceux qui ont versé de leur sang ou qui ont usé leur santé en concourant à la défense du sol national.

Il importe que tous nos glorieux blessés et nos malades soient à même de connaître leurs droits et pouvoir ainsi exiger tout ce qui leur est dû.

Notre *Guide*, établi simplement, sans aucune prétention, n'est autre chose que la loi et les instructions y faisant suite mises à la portée de tous, par une division appropriée des textes, par des exemples, par des indications complémentaires, et enfin commode à consulter par un index alphabétique. Sa simple lecture indiquera à chaque bénéficiaire tout ce qu'il a intérêt à savoir. Jusqu'aux médecins civils qui seront fréquemment appelés à donner leurs soins aux blessés et aux malades de la guerre, jusqu'aux pharmaciens, et enfin jusqu'aux municipalités qui auront la charge principale dans l'exécution du nouveau service, qui trouveront dans ce modeste ouvrage toutes les indications susceptibles de les éclairer rapidement, sûrement sur ce qu'ils auront à faire au point de vue administratif notamment.

Ajouterons-nous que le présent *Guide* rendra, croyons-nous, les mêmes services aux sociétés de secours mutuels qui, comme l'indique le Ministre du travail et de la prévoyance sociale dans sa circulaire du 18 octobre 1919, auront à cœur de collaborer activement à l'œuvre de réparation des dommages physiques causés par la guerre aux défenseurs de la nation.

Nous ne saurions mieux indiquer dans quel esprit il devra être fait application de la loi et du décret susvisés aux ayants droit qu'en donnant ci-après quelques passages de la circulaire du Ministre de l'intérieur aux préfets à la date du 16 octobre 1919 :

« Il convient, dit le Ministre, de se montrer très large dans l'admission des candidats au bénéfice de la loi.

» Les mesures d'application pratique contenues dans le règlement d'administration publique sont toutes inspirées par le désir de donner satisfaction aux principes de solidarité sociale et de justice dont est imprégnée la nouvelle législation des pensions (1).

» Le militaire, victime de la guerre, a droit à sa restauration physique, à la réparation aussi intégrale que possible du dommage qui lui a été causé; c'est un droit sacré, imprescriptible et impérieux, dont peuvent se réclamer tous ceux dont les sacrifices ont aidé à sauver la France. C'est un droit qui a comme corollaire le devoir de réparation, à la charge de l'Etat, au service de qui le dommage a été subi.

» Ce devoir incombe intégralement à l'Etat, sans que la charge puisse en être répartie entre lui et les autres collectivités administratives; c'est un devoir national. Quoi, d'ailleurs, de plus juste? En décider autrement serait ag-

(1) Du même auteur, le *Manuel pratique sur les pensions militaires des victimes de la grande guerre.* En vente chez l'éditeur CHARLES-LAVAUZELLE, 124, boulevard Saint-Germain, Paris, et Limoges, et dans toutes les bonnes librairies. Prix avec la majoration temporaire : 6 francs *franco*.

graver les inégalités inévitables qu'a causé l'état de guerre. Telle commune a plus souffert que telle autre; elle a plus de morts au champ d'honneur, plus de mutilés, plus de réformés; il serait choquant de laisser s'appesantir plus durement le poids de la guerre sur les populations déjà plus éprouvées.

» Dans l'accomplissement de son devoir de réparation, les municipalités sont les auxiliaires directs de l'Etat; il est essentiel qu'elles se montrent larges et généreuses quand il s'agit de blessures ou de maladies contractées ou aggravées pendant le passage sous les drapeaux; il est essentiel qu'elles soient, en principe, disposées très favorablement à accueillir les demandes de ceux qui, redevenus citoyens, veulent avec raison que la France se penche vers eux pour soigner leurs plaies ou apaiser leurs souffrances.

» Ceux qui, sur la Marne, sur l'Oise, sur l'Aisne, à Verdun ou sur les crêtes d'Alsace, ont arrêté l'invasion et forcé la victoire, ont droit à tous nos égards. C'est une partie de la dette de reconnaissance contractée envers eux par la patrie que nous acquittons. »

Tout commentaire ne pourrait que diminuer la haute portée morale de ces instructions à la fois si nobles, si précises et véritablement claires.

Décembre 1919.

Soins Médicaux, Chirurgicaux et Pharmaceutiques gratuits

Assurés par l'État aux Victimes de la Grande Guerre

En application de l'article 64 de la loi du 31 mars 1919

Nota. — Voir l'article 64 précité en tête du décret du 26 septembre 1919, page 41 du présent *Guide*.

TITRE PREMIER

Des soins gratuits assurés par l'intermédiaire des municipalités aux militaires et marins réformés.

Nota important. — Tout bénéficiaire de l'article 64 de la loi du 31 mars 1919 membre d'une des sociétés ou caisses admises à donner à leurs adhérents les soins prévus par ladite loi, et qui désire recevoir ces soins par l'intermédiaire de ladite société, n'a pas à demander au maire son inscription sur une des listes dont il est question au présent titre.

Il s'adresse au président de la société en se conformant à ce qui est dit au titre II ci-après (page 25).

CHAPITRE PREMIER.

BÉNÉFICIAIRES. — ÉTABLISSEMENT DES LISTES SPÉCIALES. — INSCRIPTION DES AYANTS DROIT DANS LES MAIRIES.

---

§ 1er. — Bénéficiaires.

Sont admis à la gratuité des soins médicaux, chirurgicaux et pharmaceutiques tous les militaires et marins réformés par suite de blessure ou de maladie contractée ou aggravée en service et bénéficiant de ce fait d'une pension d'infirmité (définitive ou temporaire) ou d'une gratification de réforme.

§ 2. — **Conditions à remplir pour être inscrit sur les listes spéciales établies dans chaque mairie.**

En dehors de celles indiquées au paragraphe ci-dessus, aucune autre condition n'est à remplir, attendu que les ressources de chacun ne sont pas mises en cause. Qu'elles soient considérables, qu'elles soient nulles, la gratuité des soins est assurée. (Instruction du Ministre de l'intérieur du 16 octobre 1919.)

§ 3. — **Liste spéciale établie dans chaque mairie.**

Chaque année, la mairie établit la liste spéciale prévue à l'article 64 de la loi du 31 mars 1919, sous le titre : « Soins médicaux aux victimes de la guerre. »

Cette liste est divisée en deux parties : *liste permanente*, *liste provisoire*.

§ 4. — **Liste permanente.**

Cette liste est elle-même divisée en deux sections :

La première section comprend les noms des titulaires de pension définitive ou temporaire;

La seconde section comprend les noms des anciens titulaires d'*une pension temporaire* qui a été supprimée sans conversion en pension définitive. (Voir note 1, page 20.)

§ 5. — **Liste provisoire.**

Cette liste est également divisée en deux sections :

La première comprend les anciens militaires ou marins déjà titulaires d'une pension d'infirmité ou d'une gratification de réforme attribuée conformément aux lois et règlements antérieurs à la loi du 31 mars 1919, *pour droits ouverts depuis le 2 août 1914*, et qui attendent la délivrance d'un titre de pension définitive ou temporaire dans les conditions de ladite loi;

La seconde section comprend les militaires ou marins qui sont en instance de pension *et qui devront réclamer au maire leur inscription dans les six mois* suivant la publication du présent décret (1), s'ils sont déjà renvoyés dans leurs foyers, *ou dans les six mois* suivant leur renvoi s'ils sont encore sous les drapeaux au jour de cette publication.

EXEMPLES.

a) Un militaire ou marin en instance de pension a été renvoyé dans ses foyers antérieurement au 15 octobre 1919, date de la publication du présent décret; il aura donc jusqu'au 16 avril 1920 pour réclamer son inscription au maire de la commune de sa résidence.

b) Au contraire, un militaire ou marin en instance de pension a été renvoyé dans ses foyers le 15 décembre 1919; il aura donc, à partir de cette date, un délai de six mois pour demander son inscription, soit jusqu'au 16 juin 1920.

§ 6. — **Pièces que doit recevoir tout bénéficiaire d'une pension définitive ou temporaire.**

Avant de recevoir *son titre de pension*, le militaire ou marin reçoit *une notification du décret* lui concédant cette pension pour blessure reçue ou maladie contractée ou aggravée en service. Cette notification doit contenir les mentions relatives à la nature et à la description de la blessure ou de la maladie qui a donné lieu à pension.

---

(1) La publication du décret du 26 septembre 1919 a été faite au *Journal officiel* du 15 octobre 1919.

A cette notification est annexée une copie certifiée conforme des mentions énoncées ci-dessus.

Nota. — Nous verrons plus loin que ces pièces sont nécessaires aux bénéficiaires de la loi pour réclamer et exiger leur inscription sur la « liste spéciale » de la commune de leur résidence.

CHAPITRE II.

FORMALITÉS A REMPLIR PAR LES BÉNÉFICIAIRES

§ 1er. — Demande d'inscription.

Tout bénéficiaire de la loi du 31 mars 1919, c'est-à-dire tout militaire et marin rentrant dans une des catégories énumérées au chapitre précédent, qui entend se faire inscrire sur la liste spéciale, adresse sa demande à la mairie de la commune où il réside (1).

Nota. — La question du domicile de secours, comme pour la loi du 15 juillet 1893 sur l'assistance médicale gratuite, n'intervient pas et les ayants droit sont inscrits sur les listes de la commune de leur résidence sans condition de durée. (Instruction du Ministre de l'intérieur du 16 octobre 1919.)

§ 2. — Déclaration à faire par l'intéressé.

En réclamant son inscription, le requérant déclare qu'il n'a pas demandé à recevoir d'une des sociétés énumérées au titre II du présent *Guide* les soins gratuits qui lui sont dus.

Au cas où une demande faite par lui à l'une de ces sociétés n'aurait pas été admise, il en fait également la déclaration.

---

(1) La demande consiste à se présenter à la mairie muni des pièces indiquées au paragraphe 3 du présent chapitre et à remplir la formule imprimée mise à la disposition de chaque requérant.

§ 3. — **Pièces à produire à l'appui de la demande.**

A) *Bénéficiaires titulaires d'une pension définitive ou temporaire devant figurer sur la liste permanente.* — Produire la copie certifiée conforme contenant les mentions relatives à la nature et à la description de la blessure ou de la maladie qui a donné lieu à pension.

NOTA. — Ladite copie est celle délivrée à tout militaire ou marin lors de la notification du décret leur concédant une pension. (Voir paragraphe 6 du chapitre Ier, p. 13.)

B) *Titulaires d'une pension d'infirmité ou d'une gratification de réforme attribuée avant la loi du 31 mars 1919 pour droits ouverts depuis le 2 août 1914 et devant figurer à la première section de la liste provisoire.* — Produire le titre de pension ou de gratification ainsi qu'une pièce attestant la nature de la blessure ou de la maladie qui a motivé la pension ou la gratification (1).

C) *Bénéficiaires en instance de pension devant figurer à la seconde section de la liste provisoire.* — Produire l'accusé de réception qui leur a été adressé par l'autorité militaire à la suite de leur demande de pension. Joindre également soit une pièce attestant la nature de la blessure ou de la maladie à raison de laquelle ils sont en instance de pension (1), soit un duplicata de la déclaration qu'ils ont pu être appelés à fournir en vue d'obtenir la pension (2).

---

(1) Certificat d'origine, billet d'hôpital, certificat de visite ou de contre-visite, états de service, etc. Le titre de gratification porte mention des blessures ou maladies.

(2) La copie de la déclaration n° 1 qu'ils ont été appelés à remplir par le service de santé, conformément à l'instruction provisoire du 7 juin 1919. Le double peut au besoin en être demandé au service sanitaire auquel la déclaration a été adressée, notamment au directeur du service de santé de la région dans laquelle le militaire ou marin est domicilié.

Nota important. — Dans sa circulaire du 16 octobre 1919, le Ministre de l'intérieur recommande aux préfets et aux municipalités de se montrer *très large* dans l'admission des candidats au bénéfice de la loi, et il ajoute : « Ce serait mal répondre à la pensée du législateur, qui subordonne l'inscription à l'établissement d'une demande de pension. Il est inutile, en effet, de multiplier le nombre de ces demandes; *des soins donnés généreusement* permettent de guérir la maladie ou la blessure et il peut en résulter une diminution des demandes de pension. En ce qui concerne les *pièces à produire, les municipalités* sont invitées à ne pas se montrer *d'un formalisme* trop étroit dans l'examen de ces pièces, tout au moins dans les débuts de l'application de la loi. »

§ 4. — Droit conféré aux intéressés par leur inscription sur la liste permanente ou provisoire.

L'inscription sur une des parties de la « liste spéciale » donnera droit aux intéressés *à la gratuité* des soins médicaux et pharmaceutiques, *mais exclusivement* pour les accidents ou complications *résultant de la blessure ou de la maladie qui aura donné lieu à pension.* (Art. 64 de la loi du 31 mars 1919, paragraphe 3.)

§ 5. — Validité de l'inscription sur la liste provisoire.

Si l'inscription sur la liste permanente présente un caractère de pérennité, l'inscription sur la liste provisoire, au contraire, n'est pas définitive.

Elle est valable pour une durée *de deux années*, à moins que l'intéressé ne justifie, par un certificat de l'autorité militaire, qu'il est toujours en instance de pension (1).

§ 6. — Passage de la liste provisoire sur la liste permanente.

Le Ministre liquidateur de la pension notifie au

---

(1) Ledit certificat pourra être utilement demandé à l'établissement sanitaire (centre de réforme) pour les intéressés qui se sont mis en instance de pension avant de quitter le service, et au directeur du service de santé de la région où ils résident pour ceux qui ont fait valoir leurs droits à pension étant dans leurs foyers.

préfet la décision intervenue sur chacune des demandes de pensions formées par les intéressés résidant dans son département.

Le préfet prescrit au maire de rayer l'intéressé de la liste provisoire et de l'inscrire, s'il y a lieu, sur la liste permanente.

NOTA. — Nous avons vu plus haut que sont inscrits sur la liste provisoire :

1° Les anciens militaires ou marins déjà titulaires d'une pension d'infirmité ou d'une gratification de réforme attribuée antérieurement à la loi du 31 mars 1919 pour droits ouverts depuis le 2 août 1914.

Mais, par application de l'article 2 de la loi précitée, leur pension primitive ou leur gratification va être convertie en pension définitive ou temporaire au taux fixé par la nouvelle loi et les intéressés recevront un nouveau titre de pension. Dès qu'ils l'auront en leur possession, ils pourront réclamer au maire leur inscription sur la liste permanente.

2° Les militaires ou marins en instance de pension. Pour ces derniers, dès leur pension liquidée, le préfet en est informé par les soins du Ministre liquidateur, et le maire prévenu par le préfet aura à les faire figurer sur la liste permanente ou à les rayer de la « liste spéciale » si la pension leur était refusée.

§ 7. — **Récépissé d'inscription.**

Il est délivré à chaque intéressé un récépissé indiquant la section de la liste permanente ou provisoire dans laquelle il demande à être inscrit.

§ 8. — **Attestation délivrée par le maire à chaque intéressé.**

De plus, dès qu'il a procédé à l'inscription, le maire délivre à l'intéressé une attestation indiquant la section de la liste permanente ou provisoire sur laquelle il figure et mentionnant la blessure ou la maladie qui a donné lieu à pension ou qui motive la demande de pension (1).

(1) Cette attestation semble destinée à être présentée au médecin traitant.

§ 9. — **Refus d'inscription.**

En cas de refus par le maire, l'intéressé peut adresser une réclamation au préfet.

Il appartient au préfet d'ordonner l'inscription s'il juge la réclamation fondée. Sinon, il saisit immédiatement le tribunal départemental des pensions, qui statue.

§ 10. — **Changement de résidence d'un bénéficiaire.**

Si un bénéficiaire change de résidence, il doit en informer la mairie, qui inscrit la mutation en marge de la liste et délivre à l'intéressé *un certificat de radiation*, sur le vu duquel l'inscription est opérée au lieu de la nouvelle résidence.

§ 11. — **Transmission des pièces justificatives à la mairie de la nouvelle résidence.**

Les pièces justificatives fournies par l'intéressé lors de sa première inscription sur la liste spéciale sont transmises à la mairie de la nouvelle résidence par les soins du maire de l'ancienne résidence.

§ 12. — **Inscription sur la liste d'assistance médicale prévue par la loi du 15 juillet 1893.**

L'inscription sur la liste spéciale « Soins médicaux aux victimes de la guerre » n'exclut pas l'inscription, s'il y a lieu, sur la liste d'assistance médicale gratuite, prévue par la loi du 15 juillet 1893 (1).

---

(1) Cette loi prescrit :

Article 1er. — Tout Français malade, privé de ressources, reçoit gratuitement de la commune, du département ou de l'Etat, suivant son domicile de secours, l'assistance médicale à domicile, ou, s'il y a impossibilité de le soigner utilement à domicile, dans un établissement hospitalier.

Art. 2. — La commune, le département ou l'Etat peuvent toujours exercer leurs recours, s'il y a lieu, soit

CHAPITRE III.

RADIATIONS. — SUPPRESSION DE PENSION TEMPORAIRE.

---

§ 1er. — **Demande en radiation faite par le préfet.**

Le préfet peut, au cas où une inscription lui semble irrégulière ou injustifiée, saisir le tribunal départemental des pensions d'une demande en radiation.

§ 2. — **Radiation pour non-comparution devant la commission de réforme.**

Tout ancien militaire ou marin en instance de pension inscrit *à la seconde section de la liste provisoire* (voir chapitre Ier, paragraphe 5, p. 13) qui a manqué, sans excuse légitime, à deux convocations devant la commission de réforme, s'expose à ce que le préfet prescrive au maire d'opérer sa radiation.

---

l'un contre l'autre, soit contre toutes personnes, sociétés ou corporations tenues à l'assistance médicale envers l'*indigent*, notamment contre les membres de la famille de l'assisté (tenus envers lui de la dette alimentaire ou de l'assistance) désignés par les articles 205, 206, 207 et 212 du Code civil.

Contrairement à ce qui a lieu pour les bénéficiaires de la loi du 31 mars 1919, où la question du domicile de secours n'intervient pas, la loi du 15 juillet 1893 prescrit que le domicile de secours s'acquiert par une résidence habituelle *d'un an* dans une commune.

A défaut de domicile de secours communal, l'assistance médicale incombe au département dans lequel le malade privé de ressources aura acquis son domicile de secours.

Quand le malade n'a ni domicile de secours communal ni domicile de secours départemental, l'assistance médicale incombe à l'Etat.

§ 3. — Suppression d'une pension temporaire sans conversion en pension définitive.

Si la pension temporaire est supprimée en vertu de l'article 7 de la loi du 31 mars 1919 (1), sans être convertie en pension définitive, la *décision motivée* de suppression de la pension est adressée au préfet qui en envoie copie au maire.

Le maire opère la radiation dans la première section de la liste et procède à l'inscription dans la seconde section de la même liste à laquelle la décision mentionnée à l'alinéa précédent reste annexée (2).

La commission instituée dans chaque préfecture est obligatoirement consultée en cas de suppression d'une pension temporaire sans conversion en pension définitive.

---

(1) Cet article prescrit, notamment, que la situation du pensionné temporaire doit être définitivement fixée dans un délai maximum de quatre ans, à dater du point de départ légal fixé dans les conditions de l'article 2 de la même loi.

A l'expiration de cette période de quatre années, la pension temporaire est convertie en pension définitive ou bien supprimée, sous réserve, toutefois, de l'application de l'article 68 de la même loi.

(2) Il résulte du texte ci-dessus (art. 5 et 10 du décret du 26 septembre 1919) que, même si la pension temporaire est supprimée sans conversion en pension définitive, l'intéressé continue à figurer sur la seconde section de la liste permanente. C'est donc qu'il peut continuer à recevoir les soins nécessités par la blessure ou la maladie qui a motivé sa pension temporaire.

Mais, dans le cas visé ci-dessus, la commission instituée dans chaque préfecture est obligatoirement consultée. Est-ce pour décider la radiation ou le maintien de l'intéressé sur la liste spéciale? Le décret susvisé est muet sur ce point, ce qui ne permet pas, quant à présent, de dire si cette consultation de la commission est faite dans l'intérêt des bénéficiaires. Il faut pencher pour l'affirmative.

CHAPITRE IV.

VISITES MÉDICALES. — CHOIX DU MÉDECIN ET DU PHARMACIEN.

§ 1er. — Carnet de visite.

Le maire délivre à l'intéressé inscrit sur la liste spéciale (permanente ou provisoire) un carnet contenant des billets de visite destinés à être remis au médecin traitant.

§ 2. — Choix du médecin et du pharmacien.

Les bénéficiaires de la loi du 31 mars 1919 auront droit au libre choix du médecin et du pharmacien. (Art. 64 de ladite loi, paragraphe 4.)

§ 3. — Visite médicale. — Déclaration du médecin traitant.

Si le médecin estime que les accidents ou complications pour lesquels ses soins sont réclamés résultent de la blessure ou de la maladie qui a donné lieu à pension, il en fait la déclaration. Il rappelle en même temps la nature de cette blessure ou de cette maladie (1) et spécifie l'affection dont est actuellement atteint le malade.

Cette déclaration est envoyée par le médecin lui-même au préfet sous pli fermé et en franchise.

§ 4. — Vérification faite par un médecin délégué par le préfet.

Sur le vu de la déclaration du médecin traitant, le préfet peut déléguer un médecin pour effectuer une vérification.

---

(1) Le médecin traitant aura pour s'éclairer l'attestation remise à l'intéressé par le maire sur laquelle est mentionnée la blessure ou la maladie qui a donné lieu à pension ou qui motive la demande de pension.

Si, à la suite de cette vérification, le préfet est d'avis que les frais de maladie ne doivent pas être supportés par l'Etat, *il en avise le médecin traitant* et saisit le tribunal départemental des pensions qui statue.

CHAPITRE V.

HOSPITALISATION.

§ 1er. — Entrée à l'hôpital. — Certificat du médecin.

Si le malade est atteint d'une affection qui ne peut être utilement soignée à domicile, le médecin traitant rédige un certificat par lequel, se référant à la déclaration prévue au paragraphe 3 du chapitre précédent, il indique les raisons qui nécessitent l'entrée à l'hôpital.

NOTA IMPORTANT. — Les malades sont admis, à leur choix, dans les salles militaires ou dans les salles civiles de l'hôpital de leur ressort. (Art. 64 de la loi du 31 mars 1919, paragraphe 6.)

§ 2. — Hospitalisation reconnue immédiate. — Rôle du médecin et du maire.

Si l'entrée à l'hôpital doit être immédiate, le médecin le spécifie *dans son certificat qu'il envoie au maire*. Le maire prononce l'admission d'urgence *et avise dans les vingt-quatre heures le préfet* en lui adressant le certificat après l'avoir visé et y avoir apposé le cachet de la mairie.

§ 3. — Avis du préfet adressé au maire au sujet des frais d'hospitalisation.

A) Si le préfet estime que les frais d'hospitalisation doivent être supportés par l'Etat dans les conditions de l'article 64 de la loi du 31 mars 1919 (voir p. 41 du présent *Guide*), il en avise le maire.

B) Si, au contraire, le préfet estime que les dispositions de la loi susvisée ne sont pas applicables, il en informe le maire, *dans les cinq jours*. Il l'invite en même temps à rechercher si le malade est en situation de bénéficier de la loi du 15 juillet 1893 sur l'assistance médicale gratuite (1) ou si les frais d'hospitalisation doivent être supportés par ce dernier.

Dans tous les cas, la décision intervenue est notifiée tant au malade qu'à l'administration hospitalière.

§ 4. — Hospitalisation non immédiate. Rôle du médecin.

Si l'état du malade n'exige pas son hospitalisation immédiate, *le médecin envoie directement au préfet, sous pli fermé et en franchise*, le certificat rédigé comme il est dit au paragraphe 1er ci-dessus.

§ 5. — Décision du préfet dans le cas d'hospitalisation non immédiate. — Rôle du maire.

Si, après examen du certificat du médecin, le préfet estime que les frais de l'hospitalisation de-

---

(1) Voir chapitre II (paragraphe 12) et la note (1) y faisant suite (page 18).

En outre, il peut arriver qu'il y ait nécessité d'admettre à l'assistance médicale gratuite des personnes non inscrites sur la liste, bien qu'elles remplissent les conditions générales prescrites par l'article Ier de la loi de 1893. Ces personnes seront-elles admises? La loi répond affirmativement dans les articles 19 et 20. Dans le premier, consacré aux maladies chroniques, il est dit qu'en cas d'urgence, dans l'intervalle de deux sessions, le bureau d'assistance peut admettre provisoirement un malade non inscrit.

Dans le second, qui concerne les accidents et les maladies aiguës, l'assistance médicale incombe à la commune dans laquelle soit l'accident, soit la maladie se sont produits, s'il n'existe pas d'hôpital. Il résulte du texte de l'article 20 de la loi de 1893 que, si la commune a un hôpital, la loi du 7 août 1851 (art. 12) continue à recevoir son application et que la commune reste étrangère à la dépense. (*Dictionnaire général d'administration*, par M. DE MOÜY, conseiller d'Etat.)

mandée doivent être réglés dans les conditions prévues à l'article 64 de la loi du 31 mars 1919, il en avise *sans délai* le maire en l'invitant à faire procéder à l'hospitalisation.

Dans le cas contraire, le préfet fait savoir *immédiatement* au maire que l'article 64 précité n'est pas applicable. Le maire en informe sans délai l'intéressé.

§ 6. — **Règlement des frais médicaux, pharmaceutiques et hospitaliers. — Date de production des pièces justificatives.**

Les médecins et les pharmaciens doivent, après les avoir classés par malade, transmettre respectivement au préfet, *avant le 15 avril pour le premier trimestre*, et avant l'échéance de la quinzaine qui suit l'expiration de chacun des trimestres suivants (c'est-à-dire avant le 15 juillet, le 15 octobre et le 15 janvier), les billets de visite et les ordonnances *afférents au trimestre écoulé.*

Ces billets de visite et ces ordonnances sont réunis pour chaque malade dans un dossier unique à la préfecture.

Les délais prévus ci-dessus sont également impartis *aux établissements hospitaliers pour adresser à la préfecture* le montant de leurs frais.

Les frais médicaux, chirurgicaux et pharmaceutiques, ainsi que les dépenses d'hospitalisation, *sont remboursés par l'Etat*, sous réserve du contrôle adopté dans le département pour l'assistance médicale gratuite.

§ 7. — **Frais de voyage des malades se rendant à l'hôpital.**

Les frais de voyage que devront faire les malades pour se rendre à l'hôpital où ils seront traités ou mis en observation seront également à la charge de l'Etat. Ils seront payés dans des conditions déterminées par un règlement d'administration publique. (Art. 64 de la loi du 31 mars 1919, alinéa 7.)

TITRE II

Soins médicaux assurés aux victimes de la guerre par les sociétés de secours mutuels, les sociétés de secours des ouvriers mineurs et les caisses de syndicats professionnels.

Titre II du décret du 26 septembre 1919 et circulaire du Ministre du travail et de la prévoyance sociale en date du 18 octobre 1919 (1).

CHAPITRE PREMIER.

DE L'ADMISSION DES SOCIÉTÉS AU SERVICE DES SOINS MÉDICAUX ASSURÉS AUX VICTIMES DE LA GUERRE.

---

§ 1er. — Sociétés pouvant être admises.

Peuvent être admises à assurer le service des soins médicaux prévus à l'article 64 en faveur des victimes de la guerre :

1° Les sociétés de secours mutuels et les unions de sociétés de secours mutuels libres, approuvées

---

(1) L'article 64 de la loi du 31 mars 1919 accorde à tous les militaires et marins bénéficiaires de ladite loi, leur vie durant, les soins médicaux, chirurgicaux et pharmaceutiques nécessités par la blessure ou la maladie contractée ou aggravée en service qui a motivé leur réforme.

La même disposition légale permet aux sociétés de secours mutuels, aux sociétés de secours des ouvriers mineurs et aux caisses de secours de syndicats professionnels d'assurer à leurs adhérents, moyennant remboursement par l'Etat, les soins auxquels ils ont droit par application de l'article 64.

Le décret du 26 septembre 1919, publié au *Journal officiel* du 15 octobre, a réglé les conditions dans lesquelles les groupements susvisés peuvent être admis à assurer au profit de leurs adhérents le service spécial des « soins médicaux aux victimes de la guerre ».

ou reconnues d'utilité publique, régies par la loi du 1er avril 1898;

2° Les sociétés de secours des ouvriers mineurs fonctionnant en conformité du titre III de la loi du 29 juin 1894;

3° Les caisses de secours de syndicats professionnels régulièrement constituées.

§ 2. — Conditions à remplir par lesdites sociétés. Réunion de l'assemblée générale, etc.

Il est nécessaire, toutefois, que les groupements dont il s'agit pratiquent l'assurance-maladie, c'est-à-dire qu'ils aient organisé un service de secours aux malades, sous forme de soins médicaux, de secours pharmaceutiques ou d'indemnités pécuniaires en cas de maladie.

Les sociétés qui désirent être admises à assurer le service des soins médicaux aux victimes de la guerre doivent provoquer la réunion d'une assemblée générale, qui statue sur le principe de la création de ce service. La délibération de l'assemblée n'est soumise à aucune forme spéciale; elle devra, toutefois, contenir l'engagement par la société de faire donner, sur leur demande, à tous ses adhérents bénéficiaires de la loi du 31 mars 1919, les soins médicaux, chirurgicaux et pharmaceutiques prévus par l'article 64; en outre, elle indiquera succinctement les conditions générales dans lesquelles fonctionnera le nouveau service, ainsi que les administrateurs qui seront spécialement chargés de sa gestion.

§ 3. — Formalités à remplir pour obtenir l'autorisation du Ministre du travail et de la prévoyance sociale. Pièces à produire.

La société aura à adresser au préfet du département où elle a son siège social *une demande signée du président* tendant à être admise à assurer à ses adhérents les soins prévus en faveur des victimes de la guerre.

Cette demande sera accompagnée :

1° D'une copie de la délibération de l'assemblée générale dont il vient d'être question ci-dessus;

2° D'un exemplaire des statuts de la société.

§ 4. — Récépissé de la demande et des pièces annexes.

Récépissé de cette demande et des pièces annexes sera délivré par le préfet, qui les transmettra, avec son avis, au Ministre du travail, chargé de prononcer, par arrêté ministériel, l'admission des sociétés au service des soins médicaux aux victimes de la guerre.

§ 5. — Rejet d'une demande d'admission.

La demande d'admission d'une société ne pourra être rejetée par le Ministre que sur avis conforme de la section permanente du conseil supérieur des sociétés de secours mutuels.

Il en est de même du retrait d'une décision antérieure par laquelle une demande avait été admise.

CHAPITRE II.

DES BÉNÉFICIAIRES DES SOINS MÉDICAUX ASSURÉS PAR LES SOCIÉTÉS ADMISES.

---

§ 1er. — Conditions à remplir par les adhérents.

Pour qu'un réformé puisse recevoir, moyennant remboursement par l'État, d'une société admise, les soins accordés aux victimes de la guerre, il est nécessaire qu'il remplisse les trois conditions ci-après :

1° Il doit être bénéficiaire de l'article 64 de la loi du 31 mars 1919.

Le décret du 26 septembre 1919 énumère les divers bénéficiaires de l'article 64 de la loi du 31 mars 1919 et les classe en quatre catégories distinctes :

1re catégorie. — Titulaires d'une pension définitive ou temporaire d'infirmité attribuée conformément à la loi du 31 mars 1919.

2e catégorie. — Anciens titulaires d'une pension temporaire d'infirmité attribuée conformément à la loi du 31 mars 1919, qui a été supprimée sans conversion en pension définitive.

3e catégorie. — Titulaires d'une pension d'infirmité ou d'une gratification de réforme attribuée conformément aux lois et règlements antérieurs à la loi du 31 mars 1919, pour droits ouverts depuis le 2 août 1914, qui attendent la délivrance d'un titre de pension définitive ou temporaire dans les conditions de ladite loi.

4e catégorie. — Militaires ou marins qui sont en instance de pension.

Ainsi, le décret du 26 septembre 1919 fait bénéficier des soins médicaux prévus à l'article 64 non seulement les titulaires de pensions d'infirmité ou de gratifications de réforme pour droits ouverts depuis le 2 août 1914, mais encore les militaires ou marins qui ont adressé une demande de pension à l'autorité militaire. Toutefois, ces derniers ne peuvent prétendre aux secours accordés aux victimes de la guerre que s'ils en réclament le bénéfice dans les six mois suivant la publication du décret du 26 septembre 1919 ou dans les six mois de leur renvoi dans leurs foyers s'ils étaient encore sous les drapeaux à la date du 16 octobre 1919; d'autre part, ils n'y ont droit que pendant une durée de deux ans, à moins qu'ils ne justifient, à l'expiration de cette période, par un certificat de l'autorité militaire, qu'ils sont toujours en instance de pension (1).

---

(1) Voir, en outre, titre Ier, chapitre Ier (paragraphes 4 et 5, page 12), ainsi que la note 1 (page 16).

2° Il doit être adhérent de la société, c'est-à-dire qu'il doit pouvoir prétendre, en échange du versement de la cotisation sociale, aux avantages assurés par le groupement à ses membres participants ordinaires.

Il en résulte que la société ne saurait admettre en qualité d'adhérents des bénéficiaires de la loi du 31 mars 1919, en vue de leur assurer exclusivement les secours prévus par l'article 64 de cette loi.

3° Il faut que l'adhérent ait demandé à recevoir par l'intermédiaire de la société les soins prévus à l'article 64.

§ 2. — Demande des adhérents bénéficiaires de la loi du 31 mars 1919. — Pièces justificatives à produire. — Délais.

Les adhérents doivent adresser au président de la société une demande écrite indiquant qu'ils désirent recevoir, le cas échéant, par l'intermédiaire de la société, les soins prévus à l'article 64 de la loi du 31 mars 1919.

Cette demande sera accompagnée des pièces justificatives ci-après :

a) Copie certifiée conforme de la notification de pension (pour les bénéficiaires appartenant à la 1re ou à la 2e catégorie visées au paragraphe Ier du présent chapitre, page 28);

b) Titre de la pension d'infirmité ou de la gratification de réforme et pièce par laquelle l'intéressé atteste la nature de la maladie ou de la blessure qui a motivé sa pension ou sa gratification (pour les bénéficiaires de la 3e catégorie);

c) Accusé de réception établi par l'autorité militaire de la demande de pension et pièce par laquelle l'intéressé atteste la nature de la blessure ou de la maladie à raison de laquelle il est en instance de pension ou duplicata de la déclaration qu'il a été appelé à fournir en vue d'obtenir la pension (pour les bénéficiaires de la 4e catégorie).

Les demandes formées par les militaires ou marins en instance de pension devront, pour être valables, être adressées au président de la société, avant le 16 avril 1920, si l'intéressé était déjà renvoyé dans ses foyers à la date du 16 octobre 1919, ou dans les six mois suivant son renvoi, s'il était encore sous les drapeaux à la même date.

§ 3. — **Récépissé délivré par le président de la société.**

La demande formée par l'adhérent ainsi que les pièces justificatives annexées feront l'objet d'un récépissé qui sera délivré par le président de la société.

CHAPITRE III.

DES SOINS ASSURÉS PAR LES SOCIÉTÉS ADMISES EN EXÉCUTION DE L'ARTICLE 64.

§ 1er. — **Affections ouvrant droit aux soins médicaux, pharmaceutiques et hospitaliers.**

Les seules affections pour lesquelles les bénéficiaires de l'article 64 peuvent prétendre aux soins médicaux prévus par cet article sont celles qui proviennent de la blessure ou de la maladie qui a motivé leur réforme.

Pour les affections de cette catégorie, les intéressés ont droit, jusqu'à complète guérison :

1° Aux soins médicaux qu'exige leur état;

2° Aux médicaments prescrits par le médecin traitant;

3° A l'hospitalisation, si celle-ci est reconnue nécessaire par le médecin traitant.

§ 2. — **Libre choix du médecin et du pharmacien.**

La loi confère aux bénéficiaires de l'article 64 le droit de choisir librement le médecin appelé à leur donner ses soins. Ce libre choix est absolu et ni le règlement intérieur, ni les statuts sociaux qui fixent les détails d'organisation du service médical ordinaire ne sauraient y porter atteinte. Il ne comporte d'autre restriction que l'obligation, pour l'intéressé, de régler personnellement l'excédent des frais médicaux lorsque le taux des honoraires dépasse les tarifs qui seront établis en conformité de l'article 64.

En conséquence, dans le cas où le réformé désirerait recevoir les soins d'un médecin étranger à la société, il devra en aviser le président ou l'administrateur délégué, qui prendra toutes dispositions utiles à cet effet.

Pour la fourniture des médicaments, les malades ont la faculté de s'adresser au pharmacien de leur choix, nonobstant toute stipulation contraire des statuts sociaux ou du règlement intérieur, sous la seule restriction que nous venons d'indiquer en ce qui concerne le libre choix du médecin.

§ 3. — **Choix des salles militaires ou civiles au cas d'hospitalisation.**

Les malades sont admis à leur choix dans les salles militaires ou dans les salles civiles de l'hôpital de leur ressort, *sur production d'un certificat du médecin traitant visé par le président de la société.*

CHAPITRE IV.

FONCTIONNEMENT DU SERVICE DES SOINS MÉDICAUX ASSURÉS AUX VICTIMES DE LA GUERRE.

---

§ 1er. — **Notification au préfet des adhérents appelés à recevoir de la société les soins assurés aux victimes de la guerre.**

Dès qu'il est saisi d'une demande tendant à recevoir de la société les soins prévus à l'article 64 de la loi du 31 mars 1919, le président doit s'assurer que l'intéressé n'est pas inscrit sur la liste spé ciale ouverte à la mairie sous le titre de « Soins médicaux aux victimes de la guerre ».

Il transmet ensuite au préfet, avec les pièces justificatives visées ci-dessus dont il garde la copie, les noms des adhérents qui reçoivent de la société les soins prévus à l'article 64, en indiquant la catégorie à laquelle chacun d'eux appartient.

Dans le cas où le préfet estime que les adhérents dont les noms lui ont été ainsi notifiés ne peuvent prétendre au bénéfice de l'article 64 de la loi du 31 mars 1919, il en avise le président de la société et saisit immédiatement le tribunal départemental des pensions qui statue.

§ 2. — Déclaration de maladie. — Obligations du médecin et du président de la société.

Lorsque le médecin traitant, appelé à donner ses soins à un bénéficiaire de l'article 64 de la loi du 31 mars 1919, estime que l'affection dont celui-ci est atteint provient de la blessure ou de la maladie qui a motivé sa réforme, il doit en faire immédiatement la déclaration par écrit au président de la société. Il spécifie, dans cette déclaration, l'affection dont est atteint l'adhérent et rappelle, en même temps, la nature de la blessure ou de la maladie qui a motivé sa réforme (1).

Cette déclaration de maladie est adressée sans délai au préfet *par le président de la société*, qui doit en garder copie.

§ 3. — Hospitalisation. — Certificat de maladie. Avis du préfet.

Si le malade ne peut être utilement soigné à domicile, le certificat de maladie établi par le médecin traitant, comme il vient d'être indiqué ci-dessus, doit faire connaître les raisons qui nécessitent l'hospitalisation du bénéficiaire de l'article 64 et, le cas échéant, son admission immédiate.

---

(1) Ces mentions figurent sur la notification faite à l'intéressé du décret lui concédant sa pension.

A). Hospitalisation d'urgence.

S'il y a urgence, le malade est hospitalisé sur production de ce certificat visé par le président de la société; copie dudit certificat est adressée au préfet qui fait connaître au président, dans le délai de cinq jours, si les frais d'hospitalisation doivent ou non être remboursés à la société conformément à l'article 64.

B) Hospitalisation non immédiate.

Au cas où l'état du malade n'exige pas son hospitalisation immédiate, le président adresse au préfet, avant le transfert de l'intéressé à l'hôpital, le certificat délivré par le médecin traitant, dont il garde copie. Le préfet fait connaître au président, dans le plus bref délai, si les frais de séjour à l'hôpital incombent à l'Etat.

Cette procédure offre l'avantage d'éviter que la société n'ait à assumer la charge des frais d'hospitalisation, dans le cas où il serait reconnu que l'intéressé ne peut être hospitalisé pour l'affection dont il est atteint, en application de la loi du 31 mars 1919.

Si le préfet a estimé qu'il n'y a pas lieu à application de l'article 64, le président de la société en prévient le malade qui peut, dans un délai de quinze jours, se pourvoir devant le tribunal départemental des pensions.

§ 4. — **Nature et remboursement des dépenses à la société.**

Les sociétés admises à assurer le service des soins médicaux aux victimes de la guerre ont droit au remboursement par l'Etat des dépenses qu'elles ont effectuées pour le traitement à domicile ou à l'hôpital des affections provenant de la maladie ou de la blessure qui a motivé la réforme de leurs adhérents bénéficiaires de la loi du 31 mars 1919. Ces dépenses sont, notamment, les suivantes :

Honoraires des médecins, chirurgiens, frais de consultations, de visites médicales;

Frais des médicaments prescrits par le médecin traitant;

Frais d'hospitalisation, y compris les frais du voyage qu'ont dû faire les malades pour se rendre à l'hôpital où ils ont été traités ou mis en observation.

Toutefois, les dépenses effectuées par les sociétés ne leur seront remboursées que dans la limite des tarifs qui seront établis en conformité avec l'article 64, après entente avec les représentants autorisés des organisations et des syndicats professionnels intéressés. Les frais de séjour à l'hôpital sont réglés suivant le tarif adopté dans l'hôpital mixte du chef-lieu d'arrondissement le plus voisin de la résidence du malade.

Il en résulte que toutes dépenses excédant ces tarifs restent à la charge soit de la société, soit du bénéficiaire de l'article 64, dans les conditions déterminées par les statuts sociaux.

§ 5. — **Etats à fournir. Attestation du médecin traitant.**

Pour obtenir le remboursement des dépenses effectuées en exécution de l'article 64 de la loi du 31 mars 1919, les sociétés doivent fournir *en double exemplaire* des états conformes au modèle joint à la circulaire du Ministre du travail et de la prévoyance sociale en date du 18 octobre 1919, dont les sociétés admises sont approvisionnées par les soins de la préfecture.

Sur ces états, le médecin traitant atteste que les frais qui y sont portés ont été occasionnés par une affection provenant de la blessure ou de la maladie contractée ou aggravée en service qui a motivé la réforme de l'adhérent.

Dans le cas où l'intéressé a successivement fait appel, au cours d'une même maladie, à plusieurs médecins traitants, il doit être établi un état distinct pour les dépenses provenant des soins assurés par chacun des médecins.

§ 6. — **Date d'envoi au préfet des états de dépenses.**

Les états indiqués au paragraphe ci-dessus doivent être adressés au préfet dans *le délai d'un mois à partir de la guérison du sociétaire.*

Dans le cas où la durée de l'affection dont est atteint le malade *excède trois mois*, il est procédé, tous les trimestres, au remboursement des dépenses susindiquées, et les états visés ci-dessus sont fournis par la société *dans le mois qui suit l'expiration du trimestre* au cours duquel les dépenses ont été effectuées.

§ 7. — **Indemnité de gestion.**

Il est attribué aux sociétés, à titre d'indemnité de gestion, une allocation forfaitaire calculée à raison de 6 p. 100 des frais remboursés par l'Etat.

§ 8. — **Comptabilité spéciale des sociétés.**

Les recettes et les dépenses du service des soins médicaux aux victimes de la guerre doivent faire l'objet d'une comptabilité spéciale. Aux dépenses sont inscrits tous les frais occasionnés par le traitement à domicile ou à l'hôpital des bénéficiaires de l'article 64; aux recettes, les allocations versées par l'Etat à titre de remboursement desdits frais. Toutefois, l'indemnité forfaitaire de gestion de 6 p. 100 n'y figurera que pour ordre et sera versée aux recettes générales de la société. (Instruction du 18 octobre 1919 du Ministre du travail et de la prévoyance sociale.)

§ 9. — **Mémoires spéciaux des médecins et pharmaciens destinés à la société.**

Les médecins et les pharmaciens doivent établir, pour les soins médicaux assurés en exécution de l'article 64, des mémoires spéciaux qui seront conservés par les sociétés pour être produits, le cas échéant, à l'appui de leurs demandes de remboursement.

TITRE III.

Dispositions générales.

CHAPITRE PREMIER.

COMMISSION INSTITUÉE DANS CHAQUE PRÉFECTURE.

Il est institué dans chaque préfecture une commission dont le préfet peut prendre l'avis pour toutes les questions que soulève l'application de l'article 64 de la loi du 31 mars 1919. (Voir ledit article, p. 41 du présent *Guide*.)

Cette commission est obligatoirement consultée quand l'intéressé est un ancien titulaire *de pension temporaire* dont la pension a été supprimée sans conversion en pension définitive.

Un arrêté préfectoral fixe la composition de la commission, qui comporte, *au maximum*, *cinq membres*, parmi lesquels doivent figurer nécessairement un délégué de l'Administration des finances et au moins un médecin civil ou militaire.

NOTA. — Dans sa circulaire du 16 octobre 1919, le Ministre de l'intérieur attire l'attention des préfets sur l'intérêt qu'il y a à faire figurer dans cette commission *un représentant des associations de mutilés ou d'anciens combattants*.

CHAPITRE II.

DES VOIES DE RECOURS DEVANT LE TRIBUNAL DÉPARTEMENTAL DES PENSIONS.

---

§ 1er. — **Recours que peut exercer le malade. — Délais.**

Dans le cas où les frais d'hospitalisation ne doivent incomber ni à l'Etat ni à une collectivité, il appartient au malade de se pourvoir devant le tribunal départemental des pensions *dans un délai de quinze jours* à dater de la notification de la décision du préfet qui doit *obligatoirement* lui être faite par les soins du maire et, s'il s'agit d'un membre adhérent d'une société, par le président de celle-ci.

§ 2. — Autre cas où le tribunal des pensions est appelé à statuer.

Le tribunal départemental des pensions est, en outre, appelé à statuer dans les cas suivants (décret du 26 septembre 1919) :

1° Lorsque le maire refuse une inscription sur la liste spéciale et que le préfet lui-même juge la réclamation non fondée (art. 7);

2° Lorsque le préfet juge qu'une inscription est irrégulière ou injustifiée (art. 8);

3° Lorsque le préfet estime que les frais de maladie ne doivent pas être supportés par l'Etat (art. 14);

4° Lorsque le préfet estime que des adhérents à une société dont les noms lui sont transmis ne peuvent prétendre au bénéfice de l'article 64 de la loi du 31 mars 1919 (art. 22).

§ 3. — Procédure devant le tribunal des pensions. Dépôt de la requête.

Lorsque le tribunal départemental des pensions est appelé à statuer sur un litige relatif à l'application de l'article 64 de la loi du 31 mars 1919, il est saisi par *une simple requête* déposée au greffe *contre récépissé* ou envoyée *par lettre recommandée.*

§ 4. — Forme de la requête. — Communication aux parties intéressées.

La requête indique l'objet de la demande et les motifs à l'appui (*voir modèle ci-après*). Les parties intéressées sont immédiatement informées qu'elles peuvent en prendre communication sur place et qu'elles ont, pour présenter *une réponse écrite*, un délai fixé par le président du tribunal.

Modèle d'une requête à titre d'exemple.

A , le 1920.

Je, soussigné..... (*nom et prénoms, profession*), demeurant à..... (*rue, numéro pour les villes*), titulaire d'une pension (*définitive ou temporaire*) n°....., (*ou bien en instance de pension*), loi du 31 mars 1919 sur les pensions militaires des victimes de la guerre, ai l'honneur de me pourvoir devant le tribunal départemental des pensions de (*département*) pour les motifs suivants :

Je suis entré d'urgence (*ou bien ai besoin d'être hospitalisé*) à l'hôpital de....., suivant certificat médical établi par le docteur....., mon médecin traitant, pour affection résultant de (*ma blessure ou maladie*) qui a motivé ma pension (*ou ma demande de pension. Indiquer, en outre, tous renseignements complémentaires utiles sur les causes d'hospitalisation*).

J'ai reçu notification le (*date*) que M. le Préfet du département estimait que les frais de mon hospitalisation ne pouvaient incomber à l'Etat, du fait que les dispositions de l'article 64 de la loi du 31 mars 1919 ne m'étaient pas applicables.

Considérant que la décision susvisée porte atteinte à mes droits, j'en fais appel devant le tribunal des pensions par application de l'article 18 du décret du 26 septembre 1919.

Ci-joint la notification qui m'a été faite.

(*Signature.*)

Nota. — Rappelons que le pourvoi doit être exercé dans un délai de *quinze jours* à dater de la notification de la décision du préfet.

§ 5. — **Instruction du litige.**

Le tribunal, en chambre du conseil, procède à l'instruction dans la forme qu'il détermine. Il peut, notamment, déléguer un médecin de son choix pour toutes vérifications utiles.

§ 6. — **Délai dans lequel le tribunal statue.**

Il sera statué en chambre du conseil dans le mois qui suit la réception de la requête au greffe. La décision doit être motivée.

La décision du tribunal est sans appel (1).

§ 7. — **Notification de la décision du tribunal.**

La décision du tribunal des pensions est notifiée au préfet par les soins du greffier. La notification à toute autre partie intéressée (au malade notamment) *a lieu par lettre recommandée.*

---

(1) Alors que, pour les contestations auxquelles donne lieu notamment l'attribution des pensions définitives ou temporaires, les décisions du tribunal des pensions peuvent être portées devant la cour régionale des pensions et, dans certains cas, devant le Conseil d'Etat, il n'en est pas ainsi pour les litiges soulevés par l'application de l'article 64 de la loi du 31 mars 1919 : le tribunal départemental des pensions statue *en premier et dernier ressort.* (Art. 29 du décret du 26 septembre 1919.)

ANNEXE

Décret, suivi d'une circulaire, portant règlement d'administration publique pour l'application de l'article 64 de la loi du 31 mars 1919 sur les pensions des armées de terre et de mer.

Paris, le 26 septembre 1919.

Le Président de la République française,

Sur le rapport du Ministre de l'intérieur et du Ministre du travail et de la prévoyance sociale,

Vu la loi du 31 mars 1919 et notamment les articles 64 et 77, lesquels sont ainsi conçus :

« Art. 64. L'Etat doit à tous les militaires et marins bénéficiaires de la présente loi, leur vie durant, les soins médicaux, chirurgicaux et pharmaceutiques, nécessités par la blessure ou la maladie contractée ou aggravée en service, qui a motivé leur réforme.

» Les ayants droit seront, sur leur demande, inscrits de plein droit sur les listes spéciales établies chaque année à leur domicile de secours sous le titre : « Soins médicaux aux victimes de la » guerre. »

» Cette inscription leur donnera droit à la gratuité des soins médicaux et pharmaceutiques, mais exclusivement pour les accidents ou complications résultant de la blessure ou de la maladie qui aura donné lieu à pension.

» Les bénéficiaires de la présente loi auront droit au libre choix du médecin et du pharmacien.

» Les frais des soins médicaux et pharmaceutiques seront supportés par l'Etat. Le tarif en sera établi par un décret d'administration publique, pris après entente avec les représentants autorisés des organisations et des syndicats professionnels intéressés.

» Si l'hospitalisation est reconnue nécessaire, les malades seront admis, à leur choix, dans les salles militaires ou dans les salles civiles de l'hôpital de leur ressort. L'Etat payera les frais de séjour suivant le tarif adopté dans l'hôpital mixte du chef-lieu d'arrondissement le plus voisin.

» Les frais de voyage que devront faire les malades pour se rendre dans l'hôpital où ils seront traités ou mis en observation seront également à la charge de l'Etat. Ils seront payés dans des conditions déterminées par un règlement d'administration publique.

» Sous réserve expresse, et en conformité des dispositions prises et des principes établis aux paragraphes 4, 5, 6 et 7 du présent article, lorsque les ayants droit feront partie ou deviendront membres d'une société de secours mutuels régulièrement constituée en vertu de la loi du 1er avril 1898 et assurant le service-maladie, ou d'une société de secours des ouvriers mineurs ou des caisses de secours des syndicats professionnels, ils pourront recevoir de leur société les soins médicaux, chirurgicaux et pharmaceutiques dont ils doivent bénéficier.

» Les frais de toute nature provenant desdits soins seront remboursés aux sociétés par l'Etat, d'après les tarifs établis en vertu des dispositions prévues aux paragraphes 5, 6 et 7 susvisés.

» Un règlement d'administration publique déterminera les conditions d'application du présent article pour tout ce qui intéresse les rapports de l'Etat avec les sociétés; il fixera notamment les conditions dans lesquelles sera notifiée aux sociétés la nature des blessures ou des maladies qui ont motivé la réforme de leurs membres participants bénéficiaires de la présente loi, ainsi que les conditions dans lesquelles devront être établis les certificats médicaux produits par les sociétés à l'appui de leur demande de remboursement, et les conditions dans lesquelles les sociétés de secours mutuels, les sociétés de secours des ouvriers mineurs et les caisses de secours des syndicats professionnels seront indemnisées de tout ou partie du supplément de dépenses qu'entraînera l'application du présent article. »

« Art. 77. Des règlements d'administration publique détermineront les conditions d'application de la présente loi... »;

Vu l'avis du Ministre de la guerre;

Le Conseil d'Etat entendu,

Décrète :

TITRE PREMIER.

ÉTABLISSEMENT DES LISTES SPÉCIALES DES BÉNÉFICIAIRES DE LA LOI DU 31 MARS 1919.

Art. 1er. Tout bénéficiaire de la loi du 31 mars 1919 qui entend se faire inscrire sur la liste spéciale prévue à l'article 64 de ladite loi sous le titre « Soins médicaux aux victimes de la guerre » adresse sa demande à la mairie de la commune où il réside.

Il déclare en même temps qu'il n'a pas demandé à recevoir d'une des sociétés énumérées au paragraphe 8 de l'article 64 les soins gratuits qui lui sont dus aux termes du même article.

Au cas où une demande faite par lui à l'une des sociétés susvisées n'aurait pas été admise, il en fait également la déclaration.

Art. 2. L'inscription sur la liste spéciale n'exclut pas l'inscription, s'il y a lieu, sur la liste d'assistance médicale, prévue par la loi du 15 juillet 1893.

Art. 3. Toute notification à un militaire ou marin du décret lui concédant une pension pour blessure reçue ou maladie contractée ou aggravée en service doit contenir les mentions relatives à la nature et à la description de la blessure ou de la maladie qui a donné lieu à pension.

A cette notification est annexée une copie certifiée conforme des mentions énoncées au paragraphe précédent.

Art. 4. La liste spéciale prévue à l'article 64 de la loi du 31 mars 1919 est divisée en deux parties : liste permanente, liste provisoire.

Art. 5. La première section de la liste permanente comprend les noms des titulaires de pensions définitives ou temporaires.

La demande d'inscription doit être accompagnée de la pièce prévue au second paragraphe de l'article 3 ci-dessus. Cette pièce reste annexée à la liste.

La seconde section comprend les noms des anciens titulaires d'une pension temporaire qui a été supprimée sans conversion en pension définitive.

Art. 6. La première section de la liste provisoire comprend les anciens militaires ou marins déjà titulaires d'une pension d'infirmité ou d'une gratification de réforme attribuée conformément aux lois et règlements antérieurs à la loi du 31 mars 1919, pour droits ouverts depuis le 2 août 1914, et qui attendent la délivrance d'un titre de pension définitive ou temporaire dans les conditions de ladite loi.

A l'appui de leur demande d'inscription adressée au maire, ces anciens militaires ou marins joignent le titre dont ils sont porteurs, ainsi qu'une pièce par laquelle ils attestent la nature de la blessure ou de la maladie qui a motivé la pension ou gratification.

La seconde section de la liste provisoire comprend les militaires ou marins qui sont en instance de pension et qui devront réclamer au maire leur inscription dans les six mois suivant la publication du présent décret, s'ils sont déjà renvoyés dans leurs foyers, ou dans les six mois suivant leur renvoi s'ils sont encore sous les drapeaux au jour de cette publication.

A l'appui de leur demande d'inscription, ils produisent l'accusé de réception qui leur a été adressé par l'autorité militaire à la suite de leur demande de pension. Ils joignent également soit une pièce par laquelle ils attestent la nature de la blessure ou de la maladie à raison de laquelle ils sont en instance de pension, soit un duplicata de la déclaration qu'ils ont pu être appelés à fournir en vue d'obtenir la pension.

L'inscription sur la liste provisoire n'est valable que pendant une durée de deux ans pour chaque intéressé, à moins qu'il ne justifie par un certificat de l'autorité militaire qu'il est toujours en instance de pension.

Art. 7. Il est délivré à chaque intéressé un récépissé indiquant la section de la liste permanente ou provisoire dans laquelle il demande à être inscrit.

En cas de refus d'inscription par le maire, l'intéressé peut adresser une réclamation au préfet. Il appartient à celui-ci d'ordonner l'inscription s'il juge la réclamation fondée. Sinon, il saisit immédiatement le tribunal départemental des pensions, qui statue.

Copie de la liste est adressée au préfet.

Art. 8. Le préfet peut, au cas où une inscription lui semble irrégulière ou injustifiée, saisir le tribunal départemental des pensions d'une demande en radiation.

S'il est avisé qu'un ancien militaire ou marin, inscrit à la seconde section de la liste provisoire, a manqué, sans excuse légitime, à deux convocations devant la commission de réforme, il prescrit au maire d'opérer sa radiation.

Art. 9. Dès qu'il a procédé à l'inscription, le maire délivre à l'intéressé une attestation indiquant la section de la liste permanente ou provisoire sur laquelle il figure et mentionnant la blessure ou la maladie qui a donné lieu à pension ou qui motive la demande de pension.

Art. 10. Si la pension temporaire est supprimée en vertu de l'article 7 de la loi du 31 mars 1919, sans être convertie en pension définitive, la décision motivée de suppression est adressée au préfet qui en envoie copie au maire.

Le maire opère la radiation dans la première section de la liste permanente et procède à l'inscription dans la seconde section de ladite liste, à laquelle la décision mentionnée au paragraphe précédent reste annexée.

Art. 11. En cas de changement de résidence, la mutation est inscrite en marge de la liste et donne lieu à un certificat de radiation, sur le vu duquel l'inscription est opérée au lieu de la nouvelle résidence.

Les pièces justificatives prévues aux articles 5 et 6 du présent décret sont transmises à la mairie de la nouvelle résidence. Il en est de même, le cas échéant, de la décision motivée de suppression de pension temporaire, mentionnée à l'article précédent.

Art. 12. Le Ministre liquidateur notifie au préfet la décision intervenue sur chacune des demandes de pensions formées par les intéressés résidant dans son département.

Le préfet prescrit au maire de rayer l'intéressé de la liste provisoire et de l'inscrire, s'il y a lieu, sur la liste permanente.

Art. 13. Le maire délivre à l'intéressé inscrit sur la liste spéciale un carnet contenant des billets de visite destinés à être remis au médecin traitant.

Si le médecin estime que les accidents ou complications pour lesquels ses soins sont réclamés résultent de la blessure ou de la maladie qui a donné lieu à pension, il en fait la déclaration. Il rappelle en même temps la nature de cette blessure ou de cette maladie et spécifie l'affection dont est actuellement atteint le malade.

Cette déclaration est envoyée par lui au préfet sous pli fermé et en franchise.

Art. 14. Sur le vu de la déclaration prévue à l'article précédent, le préfet peut déléguer un médecin pour effectuer une vérification.

Si, à la suite de cette vérification, le préfet est d'avis que les frais de la maladie ne doivent pas être supportés par l'Etat, il en avise le médecin traitant et saisit le tribunal départemental des pensions qui statue.

Art. 15. Si le malade est atteint d'une affection qui ne peut être utilement soignée à domicile, le médecin rédige un certificat par lequel, en se référant à la déclaration prévue à l'article 13 du présent décret, il indique les raisons qui nécessitent l'entrée à l'hôpital.

Art. 16. Si l'état du malade n'exige pas son hospitalisation immédiate, le médecin envoie directement au préfet, sous pli fermé et en franchise, le certificat rédigé en application de l'article précédent.

Si le préfet estime que les frais d'hospitalisation doivent être réglés dans les conditions prévues à l'article 64 de la loi du 31 mars 1919, il avise sans délai le maire en l'invitant à faire procéder à l'hospitalisation.

Dans le cas contraire, il fait savoir immédiatement au maire que l'article 64 précité n'est pas applicable. Le maire en informe sans délai l'intéressé.

Art. 17. Si l'entrée à l'hôpital doit être immédiate, le médecin le spécifie dans son certificat qu'il envoie au maire. Le maire prononce l'admission d'urgence et avise dans les vingt-quatre heures le préfet en lui adressant le certificat après l'avoir visé et y avoir apposé le cachet de la mairie.

Si le préfet estime que les frais d'hospitalisation doivent être supportés par l'Etat dans les conditions de l'article 64 de la loi du 31 mars 1919, il en avise le maire.

Si, au contraire, il estime que les dispositions de cet article ne sont pas applicables, il en informe le maire, dans les cinq jours. Il l'invite en même temps à rechercher si le malade est en situation de bénéficier de la loi du 15 juillet 1893 sur l'assistance médicale gratuite ou si les frais de l'hospitalisation doivent être supportés par ce dernier.

Dans tous les cas, la décision intervenue est notifiée tant au malade qu'à l'administration hospitalière intéressée.

Art. 18. Dans le cas où les frais d'hospitalisation ne doivent incomber ni à l'Etat ni à une collectivité, il appartient au malade de se pourvoir devant le tribunal départemental des pensions dans un délai de quinze jours à dater de la notification de la décision.

Art. 19. Les médecins et les pharmaciens doivent, après les avoir classés par malade, transmettre respectivement au préfet, avant le 15 avril, pour le premier trimestre, et avant l'échéance de la quinzaine qui suit l'expiration de chacun des trimestres suivants, les billets de visite et les ordonnances afférents au trimestre écoulé.

Ces billets de visite et ces ordonnances sont réunis pour chaque malade dans un dossier unique à la préfecture.

Les délais prévus au premier paragraphe du présent article sont également impartis aux établissements hospitaliers pour adresser à la préfecture le montant de leurs frais.

Les frais médicaux, chirurgicaux et pharmaceutiques, ainsi que les dépenses d'hospitalisation, sont remboursés par l'Etat, sous réserve du contrôle adopté dans le département pour l'assistance médicale gratuite.

TITRE II.

SOCIÉTÉS DE SECOURS MUTUELS, SOCIÉTÉS DE SECOURS DES OUVRIERS MINEURS, CAISSES DE SECOURS DE SYNDICATS PROFESSIONNELS.

Art. 20. Toute société ou union de sociétés de secours mutuels, toute société de secours des ouvriers mineurs, toute caisse de secours d'un syndicat professionnel régulièrement constituée et pratiquant l'assurance en cas de maladie, peut, sur sa demande, être admise, par décision du Ministre du travail et de la prévoyance sociale, à faire donner à ses adhérents, moyennant remboursement par l'Etat, les soins auxquels ils ont droit aux termes de l'article 64 de la loi du 31 mars 1919.

Le rejet de cette demande ne peut être prononcé que sur avis conforme de la section permanente du conseil supérieur des sociétés de secours mutuels. Il en est de même du retrait d'une décision antérieure par laquelle une demande avait été admise.

Art. 21. La demande prévue à l'article précédent est signée par le président et adressée au préfet avec les pièces suivantes :

1° Une copie de la délibération de l'assemblée générale par laquelle la société s'engage à donner à ses adhérents les soins médicaux, chirurgicaux et pharmaceutiques dont ils doivent bénéficier aux termes de l'article 64 de la loi susvisée. Cette délibération indique les conditions dans lesquelles fonctionneront les services à créer;

2° Les statuts de la société.

Il est remis à la société un récépissé de sa demande ainsi que des pièces annexes.

Le préfet transmet la demande et les pièces au Ministre du travail et de la prévoyance sociale.

Art. 22. Le bénéficiaire de la loi sur les pensions des armées de terre et de mer qui, membre d'une des sociétés admises aux termes de l'article 20 ci-dessus à donner à leurs adhérents les soins prévus par ladite loi, désire recevoir, le cas échéant, ces soins par l'intermédiaire de ladite société, adresse sa demande par écrit au président qui en délivre récépissé.

Il joint à sa demande les pièces justificatives prévues aux articles 5 et 6 du présent décret, en vue d'établir qu'il appartient à l'une des catégories énumérées auxdits articles.

Le président de la société s'assure, en s'adressant au maire de la résidence de l'intéressé, que ce dernier n'est pas inscrit sur la liste spéciale de la commune.

Il transmet au préfet, avec les pièces justificatives dont il garde copie, les noms des adhérents qui reçoivent de la société les soins prévus à l'article 64 de la loi du 31 mars 1919, en indiquant à quelle catégorie chacun d'eux appartient.

Si le préfet estime que des adhérents dont les noms lui sont transmis ne peuvent pas prétendre au bénéfice de l'article 64 précité, il en donne avis au président de la société et saisit le tribunal départemental des pensions qui statue.

Art. 23. Toute société admise à donner à ses adhérents, moyennant remboursement par l'Etat, des soins auxquels ceux-ci ont droit en application de l'article 64 de la loi du 31 mars 1919, doit tenir une comptabilité spéciale des dépenses de toute nature effectuées par elle pour leur assurer ces soins.

Art. 24. Tout accident ou complication survenu à un réformé et provenant de la blessure ou de la maladie qui a donné lieu à pension doit faire l'objet d'une déclaration délivrée par le médecin traitant et établie dans les conditions prévues par le paragraphe 2 de l'article 13 du présent décret. Cette déclaration est adressée sans délai au préfet par le président de la société qui en garde copie.

Sur le vu de la déclaration, il appartient au préfet, après avoir avisé le président de la société, d'exercer, suivant les formes prescrites à l'article 14, les pouvoirs de contrôle qui lui sont conférés par ledit article.

Art. 25. Si le malade ne peut être utilement soigné à domicile, et s'il y a urgence, il est admis à l'hôpital sur production d'un certificat établi par le médecin traitant dans les conditions prévues à l'article 15 ci-dessus et indiquant les raisons qui nécessitent l'admission immédiate. Ce certificat est visé par le président de la société.

Copie de ce certificat est adressée au préfet, qui, dans les cinq jours, fait connaître au président de la société si les frais de l'hospitalisation doivent ou non être remboursés à la société en exécution de l'article 64 de la loi.

Au cas où l'état du malade n'exige pas son hospitalisation immédiate, le président de la société envoie au préfet le certificat délivré par le médecin et dont il garde copie. Le préfet fait connaître, dans le plus bref délai, au président de la société si les frais d'hospitalisation doivent ou non être réglés conformément à l'article 64 précité.

Dans les cas prévus aux deux paragraphes précédents, si le préfet a estimé qu'il n'y a pas lieu à application de cet article 64, le président de la société en prévient le malade, qui peut, dans un délai de quinze jours, se pourvoir devant le tribunal départemental des pensions.

Art. 26. Les dépenses de toute nature provenant des soins assurés en exécution de l'article 64 de la loi du 31 mars 1919 sont remboursées aux sociétés sur états conformes à un modèle établi par l'administration.

Ces états doivent être adressés au préfet dans le délai d'un mois à partir de la guérison du sociétaire.

Dans le cas où la durée de l'affection dont est atteint le malade excède trois mois, il est procédé tous les trimestres au remboursement des dépenses susindiquées, et l'état prévu au paragraphe précédent est fourni par la société dans le mois qui suit l'expiration du trimestre au cours duquel les dépenses ont été effectuées.

A l'appui de toute demande de remboursement doit être joint un certificat du médecin traitant attestant que les dépenses ont été nécessitées par la blessure ou la maladie qui, contractée ou aggravée en service, a motivé la réforme de l'adhérent.

Art. 27. Il est attribué aux sociétés, à titre d'indemnité de gestion, une allocation forfaitaire calculée à raison de 6 p. 100 des frais remboursés par l'Etat.

TITRE III.

DISPOSITIONS GÉNÉRALES.

Art. 28. Il est institué dans chaque préfecture une commission dont le préfet peut prendre l'avis pour toutes les questions que soulève l'application de l'article 64 de la loi du 31 mars 1919.

Cette commission est obligatoirement consultée quand l'intéressé est un ancien titulaire de pension temporaire dont la pension a été supprimée sans conversion en pension définitive.

Un arrêté préfectoral fixe la composition de la commission, qui comporte au maximum cinq membres, parmi lesquels doivent figurer nécessairement un délégué de l'administration des finances et, au moins, un médecin civil ou militaire.

Art. 29. Lorsque le tribunal départemental des pensions est appelé à statuer sur un litige relatif à l'application de l'article 64 de la loi du 31 mars 1919, il est saisi par une simple requête déposée au greffe contre récépissé ou envoyée par lettre recommandée.

La requête indique l'objet de la demande et les motifs à l'appui. Les parties intéressées sont immédiatement informées qu'elles peuvent en prendre communication sur place et qu'elles ont, pou présenter une réponse écrite, un délai fixé par le président du tribunal.

Le tribunal, en chambre du conseil, procède à l'instruction dans la forme qu'il détermine. Il peut, notamment, déléguer un médecin de son choix pour toutes vérifications utiles.

Il sera statué en chambre du conseil dans le mois qui suit la réception de la requête au greffe. La décision doit être motivée. Elle est notifiée au préfet par les soins du greffier. La notification à toute autre partie intéressée a lieu par lettre recommandée.

La décision du tribunal est sans appel.

Art. 30. Le Ministre de l'intérieur et le Ministre du travail et de la prévoyance sociale sont chargés, chacun en ce qui le concerne, de l'exécution du présent décret, qui sera publié au *Journal officiel* et inséré au *Bulletin des lois.*

Fait à Paris, le 26 septembre 1919.

R. POINCARÉ.

Par le Président de la République :

Le Ministre de l'intérieur,

J. PAMS.

Le Ministre du travail
et de la prévoyance sociale,

COLLIARD.

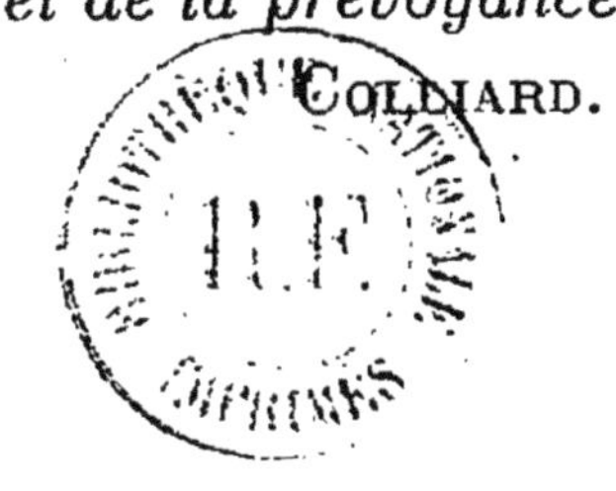

INDEX ALPHABÉTIQUE

A.

B.

C.

---

(1) Par sociétés, il faut entendre celles admises au service des soins médicaux gratuits aux victimes de la guerre : sociétés de secours mutuels, sociétés de secours aux ouvriers mineurs et caisses de syndicats professionnels.

F.

H.

I.

L.

M.

N.

O.

P.

R.

S.

T.

U.

V.

PARIS ET LIMOGES. — IMPRIMERIE MILITAIRE CHARLES-LAVAUZELLE

Librairie Militaire CHARLES-LAVAUZELLE

PARIS, 124, Boulevard Saint-Germain, et LIMOGES

Léon PRIEUR. — **Etude médico-légale de la condition et de la présomption d'origine** (historique, travaux préparatoires, commentaires), avec préface du médecin inspecteur DUCO. Vol. in-8°. 3 »

Contrôleur général de l'armée CRETIN. — **Loi du 31 mars 1919 sur les Pensions pour Blessures ou Maladies contractées au service.** — Volume in-8°........................ 3 50

Commandant VINCENT. — **Notice sur les Pensions d'invalidité** (officiers et troupe) **et l'organisation et le fonctionnement des Commissions de Réforme,** avec solution d'un grand nombre de cas d'espèces intéressant le blessé de guerre. Vol. de 296 p. 5 »

André PAVIE. — **Les Loyers des Militaires et Démobilisés.** *Payement, Prorogation, Résiliation.* Vol. in-12 de 120 p... 2 »

André PAVIE. — **Les Dommages de guerre.** Guide pratique contenant le texte de la *Loi du 17 avril* 1919, son explication et tous renseignements indispensables. Volume in-8° de 184 pages. 5 »

Petit Atlas du Musée de l'armée pour suivre les transformations territoriales que le Traité de Paix du 28 juin 1919 vient d'apporter à la constitution de l'Europe. Atlas contenant 20 cartes, in-4° (27×21) .... *net.* 2 »

Lucien CORNET, sénateur. — **1914-1915 : Histoire de la guerre :**

- Tome Ier (des origines au 10 nov. 1914). In-8° de 380 p.. 5 »
- Tome II (du 10 nov. 1914 au 31 mars 1915). In-8° de 360 p. 5 »
- Tome III *(en préparation).*

Lieutenant-Colonel breveté RÉQUIN. — **La course de l'Amérique à la victoire.** Exposé de l'effort militaire américain de 1917 à 1918, avec lettre d'approbation de M. Baker, ministre de la guerre américain. Volume in-8° de 205 pages.................. 4 »

Lieutenant-Colonel E. CHOLET. — **A propos de Doctrine.** Les leçons du passé confirmées par celles de la grande guerre. Volume grand in-8° de 165 pages........................ 4 »

Ministère de la Guerre. — **Tableau synoptique résumé des divers barèmes à appliquer aux infirmes et malades de la guerre 1914-1919** (Instruction n° 831 Ci/7 du 10 juillet 1919). Volume in-8° de 132 pages.......................... 2 50

Commandant LEROUX. — **La Grande Revanche (1870-1871) (1914-1918).** Conférences morales et patriotiques sur la Grande Guerre qui vient de se terminer par la Victoire. Ouvrage de vulgarisation pour les soldats et la jeunesse de France. Vol. in-8° avec portraits de M. Clemenceau et des trois maréchaux, gravures et cartes .... *net* 3 50

Majoration temporaire de 20 %. — Décision du Syndicat des Editeurs du 5 décembre 1917. (Section Sciences, Médecine, Art militaire.)

www.ingramcontent.com/pod-product-compliance
Ingram Content Group UK Ltd.
Pitfield, Milton Keynes, MK11 3LW, UK
UKHW022128170726
13837UKWH00003B/1439